Rolf Herkert

La pause de 90 secondes

Maîtrisez le stress

Traduit de l'allemand
par Florence Collet

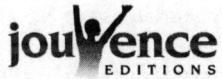
EDITIONS

Dans la même collection aux éditions Jouvence

La force de l'amour dans la Communication Créative, Yvon Delvoye, 2015
Pratique de la psychogénéalogie, Marie-Geneviève Thomas, 2015
Oser être soi dans la relation amoureuse, Florence Vertanessian, 2015
Coachez votre créativité, Laurent Bertrel, 2015
L'art de demander, Patrice Ras, 2015
Bien vivre avec mon chat, Frédéric Ploton, 2014
L'approche du coeur conscient, Claire Reid, 2014
Réussir tous ses projets, Patrice Ras, 2014
Se faire le cadeau du pardon, Pierre Pradervand, 2014
Soignez votre enfant par l'homéopathie, Dr Françoise Berthoud, 2014
Devenir âme soeur, Yves-Alexandre Thalmann, 2013

Catalogue gratuit sur simple demande

ÉDITIONS JOUVENCE
France : BP 90107 - 74161 Saint-Julien-en-Genevois Cedex
Suisse : CP 227 - 1225 Chêne-Bourg (Genève)
Site internet : **www.editions-jouvence.com**
Mail : info@editions-jouvence.com

© Éditions Jouvence, 2015
Ouvrage composé en Adobe Garamond 11/13
Illustration de couverture : J. C. Marol
Maquette & mise en pages : Hans Weidmann
Titre original : *Die 90-sekunden-Pause*
© 1994, by Rolf Herkert INTEGRAL. VOLKAR-MAGNUM.
Verlagsgesellschaft mbh

Edition française : © Editions Jouvence, 1996
ISBN : 978-2-88911-658-4
Tous droits de reproduction, traduction et adaptation réservés pour tous pays.

Dédicace & remerciements

Je tiens à remercier toutes celles qui ont organisé les séminaires, cours et week-end auxquels j'ai participé, ainsi que les professeurs qui m'ont permis de découvrir ces exercices et m'ont ainsi inspiré le contenu de cet ouvrage.

Sommaire

Préface

Récemment j'ai croisé dans la rue quelqu'un que je n'avais pas revu depuis des années. J'ai été très surpris de voir à quel point il avait vieilli. La ligne d'implantation de ses cheveux avait reculé de quelques centimètres, il était ventripotent et essayait de le cacher et avait un regard agité et fuyant.

Nous avons discuté quelques instants puis je lui ai proposé d'aller boire un verre pour discuter du bon vieux temps. *« J'aimerais bien, mais je n'ai vraiment pas le temps. Cela m'a fait bien plaisir de te revoir. Prends soin de toi ! »* Et sur ce il disparut.

Je suis resté un moment déconcerté à réfléchir sur ses derniers mots. Soit il ne s'intéressait plus à moi, soit il n'avait vraiment pas le temps... Pourtant autour de nous le monde ne pouvait endiguer la fuite du temps. Les moineaux sifflaient du haut des toits, la vie nous entraînait dans son tourbillon, nous nourrissait, nous gavait...

Il avait pourtant tout autant raison que moi, aussi incroyable que cela puisse paraître. Je sais également très bien ce que c'est de ne pas avoir le temps. Je parviens cependant toujours à en dégager pour faire toutes sortes de choses, mais pour ce qui est réellement important je n'ai jamais une minute. Il faudrait pouvoir admettre qu'en réalité nous avons toujours suffisamment de temps puisque nous avons toute la vie devant nous pour faire ce que nous avons à faire. Tout dépend de la façon dont on s'organise. Et là, la réflexion entre en jeu.

Autrefois le rythme de la vie était plus tranquille, le temps s'écoulait lentement comme du miel tombant d'une cuillère. De nos jours il brûle comme un feu de paille, impalpable et volatile. Au temps jadis, de nombreuses personnes menaient une vie contemplative, elles se soumettaient à des mois voire des années d'apprentissage dans l'étude d'un maître, dans des cloîtres, des ermitages ou se retiraient dans des grottes pour apprendre à se connaître. Aujourd'hui c'est particulièrement peu commode, car nous ne pouvons plus nous permettre de prendre le temps nécessaire pour le faire. Il faut avoir de quoi payer le logement, la nourriture, les vêtements, les loisirs. La vie tourne de plus en plus vite et de moins en moins rond et nombre d'entre nous se sont résignés et gémissent « *je voudrais bien… mais…* »

Grâce à ce livre, cette expression sera bientôt reléguée au rayon des mensonges. Rolf Erkert s'occupe, depuis dix ans déjà, d'améliorer la qualité de notre vie quotidienne sans que l'efficacité, dont nous devons faire preuve chaque jour, en souffre. Parmi les résultats de ses recherches, ce livre, et les exercices brefs et faciles de détente du corps qu'il présente, permet de prévenir et de diminuer les tensions, d'améliorer les performances et les capacités du cerveau et d'affiner nos possibilités de communication avec nous-mêmes et avec les autres. Il nous arrive souvent de nous sentir épuisés, la principale raison est fréquemment que le corps, l'intellect et les sentiment ne fonctionnent pas à l'unisson, en partie parce que l'un des trois ne sait pas, ou ne comprend pas, ce que l'autre veut faire.

Les exercices de ce livre sont ludiques, simples et peuvent se faire sans préparation particulière. Ils s'adressent à tout un chacun, sans restriction d'âge, de sexe, de niveau d'instruction ou de constitution physique. Et n'oublions pas le principal : ils sont amusants.

A vos marques, prêt, partez! Retenez votre souffle pendant 90 secondes, prenez plaisir à vous étirer, baillez tout votre saoul, tirez la langue à toute cette fébrilité véhiculée par la vie quotidienne, et une fois revigoré replongez gaillardement dans le tourbillon. Qui a dit que la vie ne devait être que contraintes?

Manfred Miethe

« *Le véritable art de vivre, c'est de savoir découvrir le merveilleux dans l'existence quotidienne.* »

Pearl S. Buck

Introduction

« Le temps file et nous échappe,
Qui fuyons-nous ?
Quand serons-nous enfin rassasiés ? »

Volker Z. Karrer

Cet ouvrage rassemble une quantité d'exercices de détente simples qui font, depuis
déjà dix ans, partie intégrante des séminaires que
j'organise. Ils sont conçus de manière à vous permettre de faire une courte pause au milieu d'une
journée trépidante ou dans toutes les situations
de la vie quotidienne. Ils s'adapteront parfaitement à vos obligations et peuvent se faire à
tout âge. Vous pouvez vous exercer seul ou en
famille, ou encore avec des amis. Ils ont déjà
fait la preuve de leur efficacité dans les cours de
formation continue pour enseignants, de perfec-
tionnement pour étudiants, de développement
personnel, de formation des cadres, tout comme

auprès des enfants et des jeunes pour diminuer leur agressivité et les apaiser.

Bien entendu des personnes comme vous et moi peuvent également en tirer le meilleur bénéfice pour harmoniser les énergies du corps, de l'esprit et de l'âme, pour diminuer les tensions, renforcer notre potentiel énergétique et pour (re) découvrir des réserves de forces latentes.

« L'autosuggestion » est un jeu aisé qui fait appel à la conscience, vise à l'enracinement de la personne dans la réalité, et à l'affermissement de sa détermination à être. L'autosuggestion est une activité ludique, naturelle, bénéfique pour le cerveau. Lorsque cœur et intellect travaillent de concert, lorsque nous accomplissons nos tâches avec le sourire, notre vie se modifie et s'enrichit de jour en jour.

♋

Et maintenant :
La pause de 90 secondes.
Respirez.

CHAPITRE PREMIER

La pause expresse

Essayez d'imaginer qu'il existe un livre rassemblant des exercices simples vous permettant d'augmenter bien-être, vitalité et joie de vivre. Cela peut paraître invraisemblable, pourtant c'est celui que vous avez dans les mains. Vous n'avez besoin que de quelques minutes par jour pour vous exercer. Disons qu'une fois par heure vous consacrez une minute pour rester mince et en bonne forme, ou encore quatre à cinq minutes réparties au hasard dans la journée.

Ces exercices ne manqueront pas d'embarrasser certains d'entre vous. Les « je n'ai pas le temps, bien que je sache que me détendre me ferait le plus grand bien…» ne pourront plus vous servir de prétexte, car tous les exercices proposés ou suggérés ne durent en moyenne que 90 secondes, d'où le nom de « pause de 90 secondes ».

Vous avez certainement, dans votre cercle d'amis et de connaissances, des personnes soumises quotidiennement et pratiquement dans tous les domaines aux exigences de la vie moderne, à qui vous pourriez suggérer de faire de temps à autre une pause de 90 secondes.

Et pour citer Karl Gamper : « Dans les années à venir nous serons confrontés en une journée à plus d'informations que nos grands-pères en avaient en toute une année. »

Nous vivons une époque de transformations dynamiques. La vie exige de chacun d'entre nous une grande mobilité et les stimulations sensorielles sont de plus en plus rapides. Les informations que nous recevons à chaque instant doivent être sans cesse sélectionnées et traitées. Vous pourriez, à ce point de mon discours, ajouter de nombreux exemples qui ont fortement influencé votre vie, allant dans ce sens.

Les années 1990 exigent leur tribut : tensions, nervosité, maladies psychosomatiques, dépendance à l'alcool et à la nicotine, mauvais usage des médicaments et drogues. Au milieu de ce siècle, Albert Camus a formulé les choses ainsi, avec un certain pessimisme : « La plupart des gens sont incapables de vivre dans un monde où les pensées les plus singulières peuvent en l'espace de quelques secondes devenir réalité. »

Le système nerveux humain a besoin de temps à autre de calme, silence, détente, joie, humour, plaisirs et tranquillité pour se régénérer. Je vous suggère donc de faire immédiatement une pause de 90 secondes :

Arrêtez toutes affaires cessantes ce que vous étiez en train de faire.

Respirez lentement. Laissez votre souffle aller et venir normalement.

Portez toute votre attention sur l'intérieur puis sur l'extérieur de votre corps. Laissez votre âme et votre esprit se dorer au soleil.

Alors ? Qu'avez vous pensé de cette pause express ? Êtes-vous curieux de découvrir des exercices autres que celui-ci et tout aussi rapides et efficaces ?

Les exercices qui vous sont proposés ici vous apporteront certainement de grandes satisfactions. Choisissez ceux qui vous plaisent. Décontractez-vous et exercez-vous calmement pendant une à deux minutes toutes les heures ou plus bien entendu si vous en éprouvez le besoin. C'est depuis longtemps déjà une tradition au Japon ainsi que dans d'autres pays d'Asie, lors de la pause au bureau ou à l'usine. Ils peuvent se faire sans préparation, sans vêtement spécial ou autre condition particulière. Faites-les sur votre lieu de travail, pendant les cours, lors de vos loisirs, dans un embouteillage, dans le bus ou dans le tram.

Vous deviendrez votre propre Maître, votre professeur, votre « guide intérieur » et apprendrez à vous gouverner, à gérer votre potentiel énergétique individuel et à faire circuler au mieux vos énergies.

Lorsque vous chercherez à convaincre vos amis ou des personnes de votre connaissance accablés de tensions et d'inquiétude de l'efficacité de la « pause expresse », même lorsque celle-ci ne dure que 90 secondes, vous aurez avantage à parler du cerveau et de la façon dont celui-ci influe sur le système nerveux et à expliquer que si les exercices sont brefs c'est parce qu'il n'est pas toujours nécessaire de faire compliqué pour être efficace ; cela ne pourra que les motiver.

Que se passe-t-il exactement dans notre cerveau, ordinateur biologique le plus sophistiqué existant dans la nature, lorsque, sans cesse soumis à des activités stressantes, nous prenons le temps d'une « pause expresse »?

Pour résumer, les facteur de tension provoquent des vagues de stress, les minutes de relaxation induisent une détente certaine.

C'est pourquoi il est recommandé d'offrir le plus souvent possible à notre bio-ordinateur des stimuli induisant la détente, ceci sans effort, nonchalamment, détendu, consciemment, sur un mode ludique, l'action dans l'inaction. La pause expresse de 90 secondes fera rapidement partie de vos rituels quotidiens au même titre que manger, boire et dormir. Ce sera un besoin naturel incontournable apportant de grands bienfaits.

Les Asiatiques pensent « qu'une image exprime plus que dix mille mots ». Un petit exercice stimulant votre imagination devrait vous éclaircir les idée. Cela vous intrigue ?

Imaginez que vous avez dans la tête une radio avec quatre stations.

La station 1 émet les ondes Bêta. Vous y entendrez les musiques agressives, les parasites et la friture. La bande de fréquence des ondes Bêta (de 13 à 30 Hz) correspond en réalité à l'état de veille normal et à la pensée active, mais également à la fièvre, au stress et à l'impatience (poussée hormonale liée aux tensions). Elle est cependant nécessaire par moments lorsqu'il s'agit de réaliser des performances et stimule les réactions de lutte ou de fuite.

La station 2 émet les ondes Alpha. Vous y entendrez de la musique classique et des mélodies apaisantes. La bande de fréquence des ondes Alpha (de 8 à 13 Hz) correspond à la relaxation, à l'apprentissage facilité (superlearning), au training autogène, à la méditation, à tout ce qui sert à l'harmonisation du corps et de l'âme.

La station 3 émet les ondes Thêta. Vous y percevrez les sons et tonalités calmes favorisant la méditation. La bande de fréquence des ondes Thêta (de 4 à 8 Hz) correspond à un état de veille complètement détendu et à la pensée créative, à la méditation profonde, à l'intuition, à l'inspiration, à la détente profonde ainsi qu'à des capacités d'apprentissage et de mémorisation supérieures.

L'endormissement fait également partie de cette catégorie.

La station 4 émet des ondes Delta. Vous y percevez la respiration profonde et régulière d'une personne profondément endormie, ainsi que les battements de votre cœur. La bande de fréquence des ondes Delta (0,5 à 4 Hz) correspond à l'hypnose profonde, aux états de transe ou au sommeil très profond sans rêve (sommeil lent). C'est dans ces fréquences qu'ont lieu les guérisons, les processus de renforcement immunitaire et d'auto-régénération.

Désormais, lorsque vous, ou un de vos amis, voudrez vous connecter sur la bonne longueur d'ondes, vous saurez ce qui se passe, quel procédé entre en jeu dans le système nerveux et dans le cerveau.

Si vous vous sentez trop stressé, ce qui provoquera des perturbations dans les fréquences Bêta, vous pourrez par exemple passer en fréquence Alpha ou Thêta.

Pourtant il ne suffit pas de connaître ces données, il faut s'entraîner.

Exercez-vous pour pouvoir plonger dans l'une ou l'autre de ces fréquences. C'est pour cela que ces exercices de 90 secondes ont été mis au point. Ils provoquent dans notre ordinateur biologique, entre autres réactions extrêmement complexes, la détente.

Je vais vous donner trois courts exemples :

Exemple N° 1 - Lourd comme une pierre, léger comme une plume

Asseyez-vous, inspirez et expirez normalement. Ensuite tendez au maximum tous vos muscles de votre corps et imaginez que vous êtes lourd comme une pierre tombale ou, selon votre humeur, dynamique et vigoureux comme au départ d'un cent mètres. Conservez cette mise sous tension énergétique pendant à peu près sept secondes. Ensuite imaginez que vous êtes «léger comme une plume» et expirez silencieusement (ou avec force si vous en éprouvez le besoin) et laissez-vous aller à la détente en évacuant toutes les tensions de votre corps.

Le contraste entre la tension puis la détente physiques extrêmes, l'idée que vous vous êtes faite de la légèreté et de la pesanteur, soutenus par une respiration silencieuse ou bruyante, vous permettront d'atteindre facilement les fréquences Alpha de l'émetteur 2. Je vous invite à faire ce petit exercice un certain nombre de fois, le temps d'une pause expresse.

Exemple N°2 - Le huit couché

Vous ne devriez pas avoir de difficulté et vous distraire avec la proposition suivante:

Asseyez-vous dos droit et détendez-vous sans vous affaisser. Respirez normalement en silence sans effort. Concentrez-vous sur l'allée et venue de l'air lors de la respiration. Laissez le rythme respiratoire circuler de lui-même, comme un fleuve qui suit tranquillement son cours. Ensuite, très progressivement, grâce à la puissance de votre esprit et de votre imaginaire, sentez le pinceau léger comme une plume qui pousse au bout de votre nez et va vous permettre, en faisant de très légers mouvements de la tête, de peindre un huit couché, symbole de l'infini, sur la toile imaginaire qui est devant vous.

Voila un petit truc qui pourrait vous être utile. Si vous avez du mal avec ces exercices faisant marcher l'imagination, essayez de vous observer de l'extérieur, de voir comment vous êtes assis et ensuite, avec le fameux pinceau au bout du nez, de décrire un huit couché.

Avec de petite oscillations, lentement ou un peu plus vivement (à ce moment votre respiration est régulière, silencieuse et fluide), décrivez un huit couché dans un sens puis dans l'autre. Avec un sourire, dématérialisez le pinceau dont vous vous serviez et respirez un peu plus profondément. Etirez-vous dans tous les sens comme un petit chat après une longue sieste ou, selon votre humeur, secouez-vous avec dynamisme comme un gros matou bien souple.

Cet exercice ne vous a certainement pas pris plus de 90 secondes et a cependant synchronisé l'énergie de vos deux hémisphères cérébraux. Vous savez que le gauche est le siège des processus de la pensée, de la connaissance et de la logique, et le droit plutôt de l'intuition, des sentiments et de l'imagination. Ils fonctionnent de manière radicalement opposée, parfois même l'un contre l'autre au lieu de travailler ensemble. L'exercice du huit couché est un exercice qui nous apprend à équilibrer les hémisphères. Grâce aux mouvements réguliers, les deux se trouvent synchronisés et la respiration silencieuse et détendue permet de rentrer dans la phase Alpha.

Des enfants et des jeunes, ayant des difficultés d'apprentissage, du mal à lire ou à écrire sans faute, des problèmes de coordination, tout comme de nombreux adultes ont déjà profité de la magie de cet exercice de rééquilibrage qu'est le «huit couché».

Tout ceci semble un peu trop beau pour être vrai et vous avez presque envie d'en sourire? Eh bien, pour que vous puissiez vraiment vous en amuser, voici un troisième exemple :

Exemple N° 3 - Voyage au pays du sourire

J'ai découvert la méthode du sourire (trois fois par jour pendant 60 secondes) lors d'un séminaire avec Vera F. Birkenbihl, un des professeurs de communication allemande les plus renommés. J'en ai tiré une tel profit que je l'ai immédiatement ajoutée à mes propres cours et recommandée comme astuce quotidienne.

Pendant que vous lisez ces quelques lignes, vous pouvez commencer votre entraînement, même si pour le moment, dans votre vie, rien ne prête à sourire.

Souriez pendant 90 secondes de suite ou au moins essayez de faire une grimace qui tire vers le sourire. Le cerveau n'accorde que très peu d'importance au fait que vous vous sentiez bien à ce moment précis, car il ne fait pas grande différence entre la réalité et le simulacre de la réalité. Ce n'est que grâce à la compréhension que nous avons des événements que nous pouvons distinguer et interpréter une situation.

Pour revenir aux choses sérieuses, continuez-vous à sourire ou avez-vous déjà des crampes ? Etes-vous en train de vous demander comment, quand et pourquoi, ou vous retenez-vous de pouffer de rire ? Du reste riez, puisque le rire est un des meilleurs remèdes qui soit!

Bon, je pense que vous devez déjà avoir tenu au moins 45 secondes. Gardez la pose. Lorsque vous souriez, vous remontez les joues et les muscles indiquent aux récepteurs cérébraux correspondants « on sourit ». Ainsi, ils déclenchent la production de « l'hormone du bonheur » (neurotransmetteur et dans ce cas précis endorphine), ce qui nous noie dans un sentiment de bien-être.

Les 90 secondes touchent à leur fin mais vous pouvez prolonger un peu votre entraînement !

Attention, n'exagérez pas, sinon demain vous aurez des courbatures...!

Cet exercice n'est pas réellement conçu pour les personnes ayant besoin d'un accompagnement thérapeutique, mais plutôt pour celles qui maîtrisent déjà relativement bien les tensions quotidiennes qui les envahissent. Pour celles qui ont un moral d'acier ces exercices ne seront pas utiles, car leur cerveau est sans arrêt sous l'influence du « rire », et secrète donc l'endorphine correspondante.

Alors ? Ça vous a plu ? Au début vous devez vous astreindre à sourire pendant 90 secondes au moins trois fois par jour, mais vous pouvez forcer un peu la dose pour atteindre progressivement dix fois par jour.

Insérez dans votre quotidien les pauses sourire dont vous avez besoin, aux moments opportuns, et faites-vous des pense-bêtes pour ne pas oublier. Par exemple souriez à chaque fois que vous franchissez le seuil de votre maison ou lorsque vous nouez vos chaussures ou bien quand vous investissez la baignoire ou le matin dès que vous posez le pied par terre.

Bien entendu il vous sera très facile de combiner tous ces exercices internes dans l'ordre où vous le souhaitez, par exemple, l'exercice du huit couché combiné au sourire et à la respiration silencieuse.

Tous les exercices proposés ici ne se contentent pas d'influencer le cerveau, ils détendent également l'ensemble du corps, les cinq sens, l'esprit, le cœur et permettent une meilleure compréhension des choses.

J'ai interrogé sur ce point Johanes Holler, chercheur se consacrant aux divers états de conscience, auteur de plusieurs ouvrages pratiques, physiothérapeute ; il est formel : « Rire est une des meilleures façon de se soigner qui soit. Le bon sens populaire l'affirme depuis bien longtemps et pourtant cela n'a été démontré scientifiquement que depuis peu. Rire est particulièrement sain ! Cela stimule l'activité cérébrale et stabilise la psyché. »

Les exercices de gymnastique cérébrale (exercices d'entraînement des hémisphères cérébraux, comme par exemple le huit couché ou le rire à gorge déployée) sont particulièrement adaptés à l'augmentation de la production d'endorphine par le cerveau.

Chaque fois que vous riez aux éclats, vous prenez une inspiration profonde, permettant au cœur, à la cage thoracique, au diaphragme et aux poumons d'être activés. La contraction musculaire agit sur le tractus digestif comme un massage et le renforce, ce qui facilite la digestion.

Le rire augmente également la production d'endorphines parallèlement au rythme respiratoire, ce qui permet de venir à bout de maux de tête ou de dents et des courbatures. Les variations de taux d'endorphines équilibrent le psychisme et peuvent nous mettre de très bonne humeur, voire nous rendre euphoriques.

L'hôpital d'enfants d'Edimbourg est à tel point convaincu de l'effet thérapeutique du rire qu'un amuseur professionnel y est employé à plein temps.

À l'hôpital Saint Joseph de Houston, Texas, Etats-Unis, les médecins et les infirmières consacrent quinze minutes par jour à l'humour, car ils ont pu constater, expérience faite, que cela leur permettait de laisser leurs patients rentrer chez eux deux jours plus tôt.

Dans d'autres cliniques, aux Etats-Unis et en Angleterre, on a carrément construit des pièces à rire où sont projetés des films comiques, où des clowns se produisent, où parents et infirmières racontent des histoires et des contes pour faire rire les enfants. Les personnes âgées peuvent également profiter de ces moments et des effets curatifs du rire. Dans une maison de retraite californienne, les séances de lecture de poésie et les clowns participent avec succès au traitement courant des problèmes vasculaires cérébraux et des dépressions. Même les crampes musculaires douloureuses peuvent disparaître après une bonne séance de rigolade.

Le Professeur William Frey, psychiatre à l'Université de Stanford, Etats-Unis, a établi que le rire fait monter le pouls après cinq minutes à 130 pulsations. De même le rire stimule la circulation sanguine. Rire une centaine de fois nous oblige à fournir un effort équivalant à dix minutes d'aviron. Un rire à gorge déployée ralentit la libération de l'hormone du stress, l'adrénaline, ensuite le cœur se met à battre plus doucement, les muscles s'assouplissent et la personne se sent beaucoup plus détendue.

En Allemagne la thérapie par le rire n'est pas encore prise très au sérieux par le corps médical. Ainsi tous ceux qui veulent se faire du bien et rester en bonne santé doivent se procurer seuls leur dose de rire.

M. Rubinstein, médecin français, prescrit comme dose adéquate quotidienne dix minutes de rire franc, de préférence à petites doses réparties tout au long de la journée, afin de rester en bonne santé.

Rire nous profite physiquement et psychologiquement. En souriant vous commencez par informer votre cerveau, ainsi que les personnes qui vous entourent, que vous allez bien, êtes détendu et avez envie de communiquer. Comme votre système de neurotransmetteurs fonctionne bien, la réaction neurophysiologique vous amène à établir une communication interpersonnelle saine. Le sourire ne se contente pas de remplir un rôle médical, mais a aussi une fonction socio-culturelle. Il devrait de ce fait décorer nos visages beaucoup plus souvent. « Plus on en donne, plus on en reçoit. »

Je dois ici vous faire part de la dernière étude concernant les dauphins, et vous recommander leur stratégie pour résoudre tous les problèmes (y compris les insolubles) de manière ludique jusqu'à ce que tout soit éclairci. Ceci par des méthodes il est vrai peu conventionnelles : les dauphins semblent toujours sourire.

Combinez les exercices de ce livre, imaginez diverses méthodes de communication, mettez en scène des jeux de rôle, cela vous permettra de temps en temps de soulager votre système nerveux, de le détendre, de le calmer et de pro-grammer bonne humeur, joie ou calme selon vos besoins. Faites vos exercices quand vous en aurez envie, où vous voudrez et comme cela vous chante.

J'utilise ces exercices dans ma vie quotidienne avec les miens, mais aussi lors de mes ateliers ou de mon enseignement, ou encore comme rituel immuable avec certains élèves ou étudiants pour commencer et clore les cours. Je les pratique également toutes les 20 à 25 minutes pendant mes cours. Vous aurez certainement une foule d'idées qui viendront compléter les miennes et vous permettrons de répartir les exercices au cours de votre journée

Comme fond sonore, j'utilise en général une musique calme qui améliore les capacités de concentration et de détente et crée une structure de soutien motivante pour ces minutes de détente.

Et vous ? Avez-vous besoin de davantage de motivation, ou arrivez-vous à commencer tout de suite et à vous faire vous-même votre programme d'entraînement interne pour la journée ? Ayez confiance, votre «petite voix» interne vous guidera dans le choix des exercices qui vous feront du bien.

Je vous conseille de fermer les yeux et d'ouvrir le livre au hasard : pointez une ligne sur la page et commencez par l'exercice concerné.

Vous pouvez faire durer les exercices plus de 90 secondes si vous en éprouvez le besoin et je vous invite à le faire.

Trouvez-vous des partenaires et formez une société secrète, une association d'irréductibles du rire ou un club, une amicale des inconditionnels de la pause expresse. Souriez sans raison dans la rue.

Vous réussirez peut-être de temps à autre à suspendre un instant le cours du temps et à en modifier la qualité.

Avec une discipline telle que la pause expresse, vous avez la possibilité de rassembler une multitude de suggestions venant de tous horizons. Dans cette ère d'hyper-accélération où nous vivons, la plupart des gens n'ont pas ou ne prennent pas le temps de faire une petite pause-détente. Les méthodes que je vous propose ici sont efficaces et particulièrement adaptées à nos temps modernes et à l'avenir.

♋

« Le rire que tu offres aux autres te
sera rendu au centuple. »
Proverbe chinois

CHAPITRE DEUXIÈME

L'entraînement intérieur express en 90 secondes

Voyageons ensemble au pays du bien-être intérieur. Commencez par faire les trois exercices indiqués au premier chapitre. Cela devrait vous prendre à chaque fois 90 secondes et bien sûr le sourire au lèvre sinon à quoi bon !

1. Faites-vous lourd comme une pierre (tenez environ sept secondes) puis léger comme une plume.

2. Dessinez un huit couché, tout en respirant calmement, sans bruit, détendu.

3. Souriez à votre cerveau.

   Comment tirer le meilleur profit de cette discipline interne ?

- Dans les pages qui suivent je vous propose des exercices faciles de « discipline intérieure » visant à améliorer votre bien-être. Chacun ne prend que 90 secondes, mais bien sûr vous pouvez les pratiquer plus longtemps.

- Prenez le temps nécessaire, combinez les exercices entre eux et pratiquez-en peut-être trois ou quatre quotidiennement pour ensuite en augmenter le nombre.

- Pendant ces exercices votre respiration doit être calme et silencieuse, détendue et naturelle. Par moment, après les phases de détente, vous devrez respirer un peu plus vigoureusement pour obtenir un effet revivifiant.

- Je vous suggère également de faire le point en vous-même après chaque exercice pour percevoir le siège des tensions et vous imprégner de la sensation procurée par la détente et le bien-être.

- Faites attention à votre posture. Etes-vous crispé ou avachi ? Avez-vous le sourire aux lèvres ? Laissez donc votre âme « se dorer au soleil » comme l'a dit Kut Tucholsky.

- Pendant les exercices, la phase de contraction musculaire dure environ sept secondes.

Ensuite accordez-vous suffisamment de temps pour ressentir pleinement la phase de détente.

- Vous pouvez répéter chaque exercice deux à trois fois de suite.

- Si vous en éprouvez le besoin, terminez la phase de contraction musculaire par deux à trois inspirations et expirations forcées. Vous pourrez ainsi ramener votre attention sur les exigences de l'instant.

- Vous êtes seul maître à bord.

- Laissez-vous guider par vos sensations de bien-être.

Bon, assez de théorie, découvrons ensemble les exercices, et amusez-vous bien !

Exercices

Lorsque le chat s'éveille

Avez-vous déjà observé un chat au réveil? Faites donc comme lui : étirez-vous comme lui et baillez tout votre saoul. C'est agréable, non ? Si vous avez envie de vous activer davantage, transformez-vous en chat sauvage. Vous aurez peut-être aussi envie de vous frotter les yeux, de vous masser le visage et la nuque, doucement ou plus vigoureusement.

Evacuer le stress

Debout, jambes légèrement écartées, secouez votre corps, en insistant sur bras et jambes. Tous soucis, idées noires, pensées négatives, colères tombent au fur et à mesure que vous vous secouez. Respirez amplement et expirez fortement en faisant du bruit.

King Kong

Vous avez tous entendu parler de King Kong le gorille, issu du film du même nom. Debout, jambes légèrement écartées, bandez vos muscles au maximum et frappez-vous la cage thoracique alternativement avec vos poings fermés (bien à plat pour ne pas vous faire mal). Accompagnez chaque coup d'un « Ah » ou d'un « Oh » bien audible.

Vaincre le brouillard

Imaginez que vous êtes en haute montagne face à une épaisse nappe de brouillard. Vous vaincrez le brouillard en levant les bras au-dessus de la tête et en tirant la nappe vers le bas de toutes vos forces. Après plusieurs mouvements vous finirez par atteindre les sommets dégagés et ensoleillés. Comment vous sentez-vous après cela ? Entre temps le brouillard s'est transformé en eau qui s'écoule vers un lac limpide. Si le cœur vous en dit, vous pourrez vous rafraîchir dans ces eaux lorsque vous serez redescendu de votre excursion.

Quasimodo

Le carillonneur de Notre Dame n'y peut rien : il est bossu ! Debout, jambes légèrement écartées, détendu et souple, inspirez et montez vos épaules le plus haut possible jusqu'aux oreilles, gardez la pause sept secondes dans cette imitation grotesque de Quasimodo. Ensuite, sur l'expiration, laissez redescendre les épaules et détendez l'ensemble du corps. Pendant la journée, posez-vous plus souvent les questions suivantes : pourquoi ai-je toujours les épaules crispées vers le haut ? Dans quelles situations est-ce que je rentre la tête dans les épaules ? De quoi ou de qui est-ce que je cherche à me protéger ?

Un sac de sable sur le dos

Vous portez à présent un lourd sac de sable sur vos épaules et votre dos. Cette charge vous fait un peu courber l'échine. Croisez les bras sur la poitrine et, d'un seul coup, en poussant bien fort un grand « Ah ! » décroisez vos bras et projetez-les en arrière pour jeter le sac à terre. Respirez calmement, puis recommencez l'exercice deux à trois fois.

Le mur imaginaire

Accroupissez-vous et tendez les bras devant vous, poussez, comme si vous poussiez sur un mur imaginaire pour l'ôter de votre chemin.

Faites sauter le couvercle

Debout, genoux légèrement fléchis, levez les bras au-dessus de la tête avec les paumes tournées vers le ciel. Essayez de soulever un couvercle imaginaire ou de vous arc-bouter contre le ciel. Relâchez, secouez votre corps et recommencez. Vous pouvez aussi, pour changer, serrer les poings et tirer le ciel vers le bas pour le ramener vers vous.

Le souffle qui vous anime

Imaginez que vous êtes immergé dans l'eau tiède jusqu'à la taille. Debout bien droit, épaules basses, détendu, dans une position confortable, vous portez devant vous, mains à la hauteur du ventre, paumes tournées vers le ciel, un gros ballon de plage multicolore. Sur l'inspiration levez lentement les mains et le ballon vers le haut jusqu'à la poitrine, ensuite tournez les paumes vers le bas et sur l'expiration appuyez sur le ballon pour l'immerger jusqu'au nombril malgré la résistance de l'eau. Recommencez l'entraînement plusieurs fois.

« Je suis en pleine forme »

Il existe de vieux trucs tibétains, francisés pour l'occasion et tenant en quelques mots, qui permettent de se revigorer en quelques instants. Debout, dos droit, épaules basses, genoux légèrement fléchis, pliez-vous en avant et tapez par terre avec les paumes. Puis redressez-vous lentement en vous tapant sur les cuisses, sur le torse, et levez ensuite les bras vers le ciel en criant : « Je suis en pleine forme ! » toujours sur le rythme employé pour frapper. Recommencez l'exercice trois ou quatre fois, en accélérant à chaque fois.

Oh Hisse !

Debout, dos droit, inspirez et levez les bras vers le ciel. Expirez lentement, accroupissez-vous en poussant un long « Oh », tout en ramenant les bras vers l'avant. Remontez en poussant un « Hisse » vigoureux qui vous propulsera vers le haut. Recommencez trois à quatre fois.

Ces deux derniers exercices vous mettront de bonne humeur et libéreront une grande quantité d'énergie.

Le souffle

Vous pouvez faire cet exercice debout, assis ou couché. Respirez tranquillement à votre long fleuve tranquille. Posez les mains sur votre ventre et, au rythme de votre respiration, soulevez-les et laissez-les redescendre avec le mouvement du ventre.

Maestro, s'il vous plaît !

Vous écoutez, ou vous vous imaginez en train d'écouter, votre musique favorite et c'est vous qui dirigez l'orchestre. Modifiez la musique et condui-sez l'orchestre comme suit: lento, fortissimo, alle-gro vivace, pianissimo, con fuoco...

Le frapper énergétique

Frappez votre corps de bas en haut avec vos poings fermés, le poignet souple. Commencez par le côté gauche, puis le droit.

La cueillette

Montez sur la pointe du pied gauche puis du droit alternativement, et ten-dez les bras au dessus de vous pour cueillir les fruits d'un arbre. On dirait un jeu d'enfant, n'est-ce pas ? Je suis certain que vous êtes déjà en train d'en inventer une quantité d'autres du même genre. Ne limitez pas votre imagination et n'hésitez pas à les essayer sur le champ. Que diriez-vous d'imiter Valentin le désossé ?

L'ascenseur

Prenez l'ascenseur et descendez à la cave. Accroupissez-vous, les bras tendus devant vous. Appuyez sur le bouton du septième étage et pendant que l'ascenseur remonte, tendez les jambes un peu plus à chaque étage, jusqu'à ce que vous atteigniez le septième avec les jambes tendues. À chaque étage gardez la pause quelques secondes. Vous prendrez certainement au passage un voyageur, si vous avez envie de discuter avec lui, restez dans la même position jambes fléchies. Vous trouverez certainement des sujets de conversation, même si cela vous fait redescendre de trois étages, parce que c'est là que votre interlocuteur se rend. Lorsque vous arriverez enfin au septième, secouez vos jambes et étirez vos muscles. Pour augmenter la difficulté, portez une chaise bras tendus devant vous et refaites la série d'exercices, mais n'exagérez pas et ne dépassez pas vos limites.

Laisse-moi respirer !

Posez les mains sur votre ventre et respirez normalement, concentrez-vous, centrez-vous bien dans votre hara. Le ventre se soulève et redescend au fur et à mesure des inspirations et expirations comme si vous étiez en train de gonfler un ballon. Laissez faire. Vous n'avez pas besoin de participer activement et d'essayer de ressortir le ventre en forçant, au contraire, concentrez-vous seulement sur votre centre de gravité. Vous pouvez aussi vous concentrer sur le bout de votre nez pour y sentir le doux frottement de l'air lorsque vous respirez.

Sur le bout des doigts

Asseyez-vous confortablement, placez vos index l'un à côté de l'autre à environ trente centimètres devant vous à hauteur des yeux. Fixez votre regard sur le bout de vos doigts et écartez les mains très lentement, tout en ne quittant pas des yeux l'extrémité des index qui s'éloignent de droite et de gauche et la ligne d'horizon. Continuez jusqu'à ce que le bout de vos doigts sortent de votre champ de vision. Remarque : la respiration est fluide et le regard se perd dans l'horizon. Ramenez ensuite les doigts dans la position de départ et recommencez l'exercice deux à trois fois.

Œil de velours

Asseyez-vous, détendez-vous et respirez calmement. Fermez un œil, éventuellement en mettant la main dessus. De l'autre observez un objet proche de vous, un stylo à bille par exemple, puis regardez le bureau, la fenêtre, les nuages, et ainsi de suite, de plus en plus loin. Laissez votre regard se poser sur l'objet observé suffisamment longtemps pour être bien concentré, puis revenez progressivement au point de départ. Refaites l'exercice en masquant l'autre œil, et en observant les mêmes objets. Ensuite fermez les deux yeux, et frottez-les doucement. Ouvrez-les et soyez attentif à ce que vous ressentez: percevez-vous la décontraction et le bien-être que cet exercice vous a procurés ? Si vous travaillez de longs moments devant l'ordinateur, si vous devez vous concentrer et lire pendant des heures, je vous recommande ce petit exercice qui vous fera le plus grand bien.

Des yeux d'enfant

C'est l'heure de la pause, y compris pour vos yeux ! Pour bien commencer, laissez-les fulminer, tout vous sort par les yeux puis reprenez votre calme, décrivez avec vos yeux des cercles, des carrés, des triangles, rapidement puis lentement, timidement ou avec outrecuidance, mais toujours d'humeur ludique. Laissez vos yeux aller où bon leur semble. Cessez de vouloir à tout prix regarder quelque chose. Ensuite fermez-les doucement et restez concentré quelques instants, seul avec vous-même. Revenez au centre de votre être. Si vous le souhaitez, vous pouvez déjà commencer à visualiser les prochaines tâches qui vous attendent.

Ensuite ouvrez les yeux, et continuez avec une vigueur renouvelée.

Hydro-massage

Imaginez que votre visage reçoit une multitude de gouttes de pluie. Tapotez légèrement avec le bout des doigts sur le visage, le cuir chevelu, le cou, les épaules comme autant de gouttes d'eau. Vous pouvez de temps à autre vous permettre une averse de grêle, si le cœur vous en dit, et dans ce cas laissez le menton pendre détendu !

Auto massage : charité bien ordonnée commence par soi même

Enlevez vos chaussettes (bas, collants), commencez par vous masser le pied dans son ensemble, puis insistez sur la plante, malaxez, pétrissez copieusement et n'hésitez pas à appuyer! Sentez-vous la différence avec l'autre pied? Changez de pied, ensuite massez le mollet, la jambe et toutes les parties de votre corps que vous pourrez atteindre.

Massage énergétique du visage

Posez vos mains à plat sur votre ventre et respirez

normalement, sentez comme elles se chargent d'énergie chaude. Ensuite très doucement posez vos mains sur votre visage comme un masque. L'énergie bienfaisante rafraîchira votre visage ainsi que vos yeux qui resteront fermés. Au bout de quelques instants, faites glisser vos mains sur le côté, comme si vous ôtiez le masque. Souriez et portez sur vous-même un regard plein de compassion et d'indulgence.

L'arbre

Debout, pieds nus, fermement enraciné en terre. L'arbre puise son énergie dans les profondeurs de la terre par l'intermédiaire de ses racines. Faites passer le poids de votre corps d'une jambe à l'autre et agitez vos bras, qui sont devenus des branches, au-dessus de votre tête. Laissez-les jouer avec le vent. Pliez légèrement les genoux, une tempête pourrait se lever et secouer fortement les branches les plus hautes. Mais l'arbre est puissamment enraciné, rien ne pourra le renverser. À ce moment, dites ou pensez : « J'inspire de l'énergie ». Maintenant que la tempête s'est calmée, secouez vos bras et détendez vos épaules, concentrez-vous et ramenez le calme en vous. Pour vous aider, dites ou pensez : « Le calme m'envahit et j'inspire l'énergie de la lumière ».

Je suis énergie

Asseyez-vous bien détendu, vous pouvez également faire cet exercice debout ou couché. Expirez profondément. Sur l'inspiration bandez au maximum les muscles des pieds, jambes, cuisses, fesses, ventre, buste et dos, bras, avant bras et mains. Contractez l'ensemble de la musculature, et gardez la pose environ sept secondes: vous êtes pure énergie. Sur l'expiration, très lentement détendez les muscles les uns après les autres. Recommencez plusieurs fois.

Le voyage intérieur

Concentrez-vous sur ce que vous ressentez à l'instant précis de cet exercice, puis bougez ou déplacez-vous en suivant votre intuition profonde. Votre corps sait pertinemment ce dont il a besoin pour se sentir bien. Cheminez sur la voie de la découverte. Respirez normalement.

Gymnastique faciale

Pour conserver une apparence rayonnante et saine, je vous propose quelques exercices de gymnastique pour le visage, éléments incontournables de votre bien-être et de votre discipline intérieure :

levez les yeux, baissez-les, tournez-les vers la droite puis vers la gauche, paupières ouvertes ou fermées, comme vous voulez. Ensuite louchez sur le bout de votre nez, laissez pendre la mâchoire et faites des séries de grimaces comme un acteur en apprentissage: la mimique du rire, du mécontentement ou encore celle de l'ennui. Essayez également d'exprimer la colère ou de signaler votre intérêt pour quelque chose, grimacez tout votre saoul! Ne bridez pas votre imagination. Pour finir massez-vous le visage doucement des deux mains.

L'élastique énergétique

Commencez par frotter vos mains l'une contre l'autre jusqu'à ce qu'elles se réchauffent. Ensuite joignez-les comme en prière et placez-les à environ trente centimètres de votre visage. Imaginez qu'un élastique les unit l'une à l'autre. Ecartez-les progressivement comme si vous luttiez contre la résistance de cet élastique, concentrez-vous sur le picotement énergétique entre les paumes de vos mains. Observez jusqu'à quelle distance vous pouvez éloigner vos mains et encore sentir la stimulation. Ensuite rapprochez-les, éloignez-les de nouveau à la recherche d'une nouvelle sensation et ainsi de suite.

Les sept vertus

Pensez à vos sept qualités principales. Notez-les sur un morceau de papier ou énumérez-les à haute voix. Pas si facile, hein ? Inventez des formules magiques autour de ces sept vertus, pour votre propre usage. Pour ce faire, servez-vous exclusivement du présent, par exemple : « Je suis fort et impassible », ou encore : « J'ai confiance en mes ressources intérieures dans toutes les situations difficiles », ou encore : « Je suis plein d'énergie et atteins toujours mes buts. »

Jogging intemporel

Courez ou sautez sur place pendant 90 secondes, si possible les yeux fermés. Regardez l'heure à votre montre, fermez les yeux et allez-y. Arrêtez-vous lorsque vous aurez l'impression d'avoir «couru» pendant 90 secondes. Alors ? Que vaut votre estimation ? Modifiez l'exercice et passez à 2 à 3 minutes ou plus. Soyez prudent lorsque vous « courez » les yeux fermés car vous perdrez facilement le sens de l'orientation.

La tortue

Transformez-vous en tortue, déplacez-vous très lentement. Votre regard et vos pensées sont également ralentis.

Remarquez-vous des modifications en vous et dans votre relation au monde qui vous entoure ?

Soleil et Lumière

Debout, bien droit, jambes écartées à la largeur des hanches, genoux légèrement fléchis, bassin souple, sur l'inspiration montez lentement les bras sur les côtés, jusqu'au-dessus de la tête. La paume des mains s'étire au soleil et se charge d'énergie lumineuse et de chaleur vivifiante. Restez ainsi pendant quelques secondes en respirant normalement et en vous concentrant sur le flux d'énergie circulant en vous. Sur l'expiration redescendez les bras sur les côtés en formant un bel arc de cercle et amenez-les le long du corps où ils pendent détendus. Concentrez-vous sur votre centre de gravité. Recommencez l'exercice trois ou quatre fois.

Le bonhomme de neige

Votre imagination vous a transformé en bonhomme de neige ! Cela vous plaît-il ? Pouvez-vous voir, goûter ou entendre quelque chose, debout, là, avec les bras tendus dans ce paysage d'hiver enneigé ? Le soleil se pointe enfin et vous fait fondre progressivement, mais en fin d'après midi il se remet à neiger et le froid tombe. Les enfants s'affairent et reconstruisent le bonhomme de neige, et vous êtes là toute la nuit, droit comme un i, affublé d'un sourire niais. Le lendemain matin, le soleil est au rendez-vous, les enfants eux arrivent vers midi, fidèles aux nouvelles chutes de neige. Le manège va durer trois jours et trois nuits avant que l'énergie solaire n'ait suffisamment de vigueur pour vous faire fondre définitivement.

Le flamant rose

Debout, le dos appuyé au mur: attrapez votre genou gauche à deux mains et serrez-le contre votre poitrine aussi fort que possible trois à cinq fois. Ensuite changez de jambe et enfin essayez de refaire l'exercice sans vous appuyer au mur.

La balade de santé

1re proposition : sur place ou en marchant, à chaque pas, le coude gauche vient toucher le genou droit et au pas suivant le coude droit touche le genou gauche. Lorsque vous vous serez promené ainsi pendant quelque temps, vous aurez stimulé et équilibré les deux hémisphères de votre cerveau.

2e proposition : sur place ou en marchant, levez le genou droit tout en balançant le bras gauche jusqu'au dessus de la tête. Au pas suivant, levez le genou gauche et balancez le bras droit jusqu'au-dessus de la tête et ainsi de suite.

3ᵉ proposition : avancez simultanément le bras et la jambe droits bien tendus, au pas suivant avancez bras et jambe gauches tendus, comme une figurine rigide.

4ᵉ proposition : lancez le bras droit et le buste vers l'avant pendant que vous lancez la jambe gauche vers l'arrière, ensuite inversez.

5ᵉ proposition : levez la jambe droite tendue sur le côté pendant que vous lèverez le bras gauche tendu sur le côté.

6ᵉ proposition : découvrez et mettez au point votre mouvement croisé personnel. Ne bridez pas votre imagination. Si vous êtes gaucher, que diriez-vous de vous laver les dents, vous coiffer ou vous raser de la main droite? Si vous êtes droitier essayez donc de faire les gestes journaliers de la main gauche, essayez de déprogrammer les habitudes et réflexes inconscients et servez-vous de votre main gauche pour les petits mouvements du quotidien. Cela pourrait bien vous agacer et même vous tendre, cela ne manquera certainement pas de vous décontenancer. Cette gymnastique cérébrale permet au cerveau d'enregistrer de nouveaux schémas comportementaux et d'apprendre des mouvements différents.

Psychomotricité

Ces exercices équilibrent et synchronisent l'activité des deux hémisphères cérébraux. Debout, dos droit, souple et détendu.

1er exercice : de la main gauche tendue devant vous, dessinez une droite pendant que, de la main droite, vous dessinez un cercle.

2e exercice : la main gauche dessine de plus en plus vite, la droite de plus en plus lentement.

3e exercice : la main gauche dessine un angle droit et la gauche un cercle.

4e exercice : comme pour la danse du ventre, décrivez des cercles avec les hanches et, de la main gauche, continuez à dessiner des angles droits.

Peinture abstraite

Des deux mains écrivez dans le ciel sur une toile imaginaire, ou dessinez simultanément avec des crayons de couleur sur une feuille de papier. Vous pouvez tout vous permettre, terminez par le huit couché.

La (re)découverte des sens

Voir : prenez un objet que vous aimez, comme par exemple un morceau de bois, une pierre, un verre, une fleur, et observez-le pendant environ 90 secondes. Concentrez-vous sur lui et ne prenez en considération que l'environnement immédiat. Décrivez cet objet, est-il petit, gros, bigarré, monochrome, anguleux ou rond ?

Entendre : fermez les yeux et portez toute votre attention sur les bruits de l'extérieur. Comment les analysez-vous ? Forts, faibles, aigus, graves. Qu'entendez-vous dans votre espace intérieur ?

Sentir : gardez les yeux fermés, y a-t-il dans votre environnement immédiat quelque chose que vous puissiez sentir, une odeur épicée, douce, putride ou particulièrement fraiche ?

Goûter : mangez ou buvez quelque chose avec les yeux clos ou imaginez que vous êtes en train de manger ou de boire... Pouvez-vous distinguer toutes les nuances des mets ? Amer, doux, acide, salé, épicé ?

Toucher : les yeux fermés, touchez différents objets, un fruit, une assiette, du bois, du métal, de la ouate. Que sentez-vous ? Est-ce chaud, froid, dur, mou, anguleux rond… ?

Ressentir : comment vous sentez-vous dans l'ici et maintenant ? Comment se sent votre partenaire, votre chef, les membres de votre famille et ce papillon, posé là sur une fleur ?

Couché sur le dos

Couché sur le dos, genoux fléchis, détendu, bras le long du corps, respirez normalement, sans pose, calmement. La position allongée vous permet de vous détendre plus profondément, calme le corps, l'esprit et l'âme, revigore les énergies et permet de lutter contre les insomnies et la nervosité.

La chandelle

Couché sur le dos, jambes tendues bras le long du corps, sur l'inspiration levez lentement les jambes serrées jusqu'au-dessus de la tête. Sur l'expiration vous vous soutiendrez la taille de vos deux mains et redresserez les jambes au-dessus du bassin comme une bougie. Respirez lentement, doucement, régulièrement. Toujours sur l'expiration, revenez doucement à la position de départ. La chandelle favorise l'irrigation copieuse du cerveau, permet d'équilibrer le système nerveux central, soulage les

jambes fatiguées, améliore les névro-
pathies, influence positivement tout
l'organisme et détend l'ensemble du
corps.

La bascule

Asseyez-vous sur le sol, genoux contre
la poitrine. Attrapez vos genoux dans
vos bras et roulez ainsi d'avant en arrière. Allez-y
doucement vers l'arrière et prenez un peu d'élan
pour revenir vers l'avant. Prenez un rythme qui
vous convient et continuez aussi longtemps que
cela vous semblera agréable. Inspirez vers l'arrière, expirez vers l'avant. Ce mouvement de va-
et-vient favorise la détente et réchauffe le corps,
améliore la digestion, soulage les tensions dans
la nuque et dans la musculature para-vertébrale,
ce qui soulage la colonne vertébrale et renforce la
sangle abdominale.

Méditation expresse

Considérez votre vie quotidienne comme un
ensemble d'exercices. Votre routine devient alors
l'objet de votre méditation, ainsi vous pouvez à
chaque instant intercaler 90 secondes de méditation facilement, quand vous éprouvez le besoin
de vous recentrer.

Méditation matinale : Etirez-vous et tortillez-
vous dans votre lit comme un chat qui s'éveille.
Inspirez et expirez fortement plusieurs fois de

suite et réjouissez-vous à l'idée de la journée qui commence.

Méditation passe partout : Plusieurs fois par jour, assis ou debout, respirez régulièrement et laissez-vous pénétrer par l'énergie qui vous environne, fermez les yeux et imaginez le flux de lumière et d'énergie qui vous traverse à chaque respiration. Sur l'expiration débarrassez-vous de toutes pensées et sensations négatives ou désagréables.

Méditation en mouvement : Courez, marchez, dansez, faites du sport, quoi que vous fassiez effectuez-le sans contrainte, sans but, simplement pour le plaisir du mouvement.

Méditation au travail : Considérez et entreprenez toute votre activité professionnelle en respirant calmement, sans chercher à évaluer quoi que ce soit, ni porter un jugement quelconque.

Méditation en colère : Criez, frappez un coussin et observez-vous sans préjugé dans votre expression de la colère. Vous finirez par vous sentir beaucoup mieux.

Méditation instantanée : Stoppez au beau milieu d'un mouvement, d'une phrase, d'une idée et recentrez-vous. Soyez très concentré en vous-même pendant quelques instants. Coupez ainsi votre quotidien plusieurs fois par jour.

Dans ces moments-là, contentez-vous d'observer votre souffle.

Méditation oisive : Jouissez de chaque instant qui passe, la préparation d'une tasse de thé (dès que vous mettez l'eau à chauffer jusqu'à ce que vous buviez la dernière goutte) ou bien ne faites simplement rien. Asseyez-vous et regardez les nuages ou écoutez les bruits de la rue. Décrochez, laissez aller...

Méditation écrite : Ecrivez ce qui vous préoccupe, plus tard vous brûlerez les descriptions négatives et conserverez les souhaits et descriptions positives.

Méditation compatissante : Si vous en avez la force, partagez les émotions de votre voisin, de votre partenaire, de votre famille. Si cela vous semble possible, laissez l'énergie positive et la force de vos pensées les atteindre et les revigorer dans leur processus de pensée et dans leurs actes.

Méditation musicale : Ecoutez une musique douce, décontractante, laissez-vous déconnecter de votre quotidien et porter par vos impressions.

Méditation attentive : Soyez attentif et conscient de tout ce que vous faites. Ainsi le quotidien devient une succession d'exercices... une succession de méditation... Votre quotidien est une succession de méditations.

Les sept phases de la «turbo-détente»

1. Vous pouvez faire cet exercice couché ou assis. Croisez les mains derrière la tête, tirez les coudes le plus possible vers l'arrière.
2. Etirez les jambes et contractez vos muscles au maximum. Tirez les doigts de pieds au maximum vers l'avant.
3. Contractez fortement la ceinture abdominale. Ne respirez plus et comptez ainsi mentalement jusqu'à sept.
4. Détendez tous vos muscles en expirant fortement.
5. Détendez-vous le plus possible .
6. Etirez-vous, tordez-vous et baillez comme un chat qui s'éveille.
7. Le chat se transforme désormais en un fauve dynamique. Pensez ou affirmez: «Je suis plein d'énergie, concentré et détendu».

Détente agressive

Voilà un exercice que vous ferez avant une échéance importante, un match de sport, ou encore plus simplement pour faire circuler vos énergies. Son action vise essentiellement à diminuer les tensions.

Serrez vos poings de toutes vos forces et gardez la pose sept secondes, puis relâchez et détendez complètement vos mains. Remuez les doigts un par un. Pliez les bras et contractez vos muscles le plus possible. Gardez la pose sept secondes, puis relâchez et détendez-vous complètement.

Concentrez toute votre attention sur le passage de la tension extrême à la détente totale.

De toutes vos forces tendez les bras et contractez les muscles de l'arrière du bras, gardez la pose sept secondes, relâchez et décontractez-vous.

Haussez les sourcils pour créer des rides horizontales sur le front. Gardez la pose sept secondes, puis relâchez complètement.

Maintenant froncez les sourcils et formez des rides descendantes sur votre front. Gardez la pose sept secondes, relâchez complètement.

Enfin essayez de créer simultanément des rides horizontales et descendantes. Gardez la pose sept secondes et relâchez complètement.

Plissez les yeux et simultanément tirez les commissures des lèvres vers les oreilles dans un sourire exagéré. Les dents se placent naturellement, les lèvres sont légèrement entrouvertes. Gardez la pose sept secondes, puis relâchez et détendez-vous complètement.

Levez la jambe droite environ trente centimètres au dessus du sol, gardez la pose sept secondes, relâchez, puis levez la jambe gauche trente centimètres au dessus du sol, gardez la pose sept secondes, relâchez, enfin levez les deux jambes, gardez la pose sept secondes, puis relâchez complètement. À la fin de l'exercice respirez profondément plusieurs fois de suite, étirez-vous, détendez-vous.

La magie des sens

Fermez les yeux, regardez une toile imaginaire là devant vous. Respirez normalement, sans pose. Portez votre attention sur l'œil gauche et servez-vous-en pour projeter un film ou une diapositive sur l'écran imaginaire. Que voyez-vous?

Premièrement : Peut-être distinguez-vous votre lieu de villégiature préféré, ou une personne debout proche de vous, ou encore un morceau de gâteau, une fleur. Portez désormais votre attention sur l'œil droit. Que voyez-vous maintenant sur votre écran imaginaire ? L'œil gauche projette l'image d'un cours d'eau sur lequel vous dirigez un radeau en toute quiétude. Le soleil réchauffe l'atmosphère, votre souffle s'écoule aussi librement que l'eau.

Inspirez l'air frais, sentez l'eau fraîche et croquez un fruit exotique. De l'œil droit vous regardez un film où vous êtes la vedette qui se contemple souriante dans la glace pendant deux à trois minutes. Etrange, pour une fois le miroir se trouve sous le bureau...car vous tenez à faire vos exercices dans le plus grand secret. Votre supérieur, vous savez, le chef habituellement si autoritaire, se balade un bouquet de pâquerettes à la main et vous propose un verre ... d'huile de foie de morue, ce qui ne perturbe en rien votre collègue de bureau qui chante « La Paloma » tout en travaillant à l'ordinateur. De l'œil gauche vous pouvez maintenant voir comment l'entreprise toute entière fait des chassés-croisés dans les champs. Les directeurs en particulier sont, comme à leur habitude, fébriles, ils bondissent comme des sauterelles d'un coin à un autre, le visage transfiguré par le rire, car ils chantent les louanges les uns des autres sans défaillir, et s'embrassent comme du bon pain!

Deuxièmement : L'œil droit projette votre film préféré. Au fait lequel est-ce ? Que diriez-vous de jouer le rôle principal ? Imaginez-vous sur le point de réaliser un vœu qui vous tient à cœur depuis longtemps. Vous obtenez peut-être enfin votre silhouette idéale ou bien vous avez atteint la performance sportive dont vous rêviez. Vous vous sentez élégant et vous vous mouvez avec souplesse ; vous arborez sur le visage une expression positive, avenante, en un mot vous rayonnez. Votre travail vous apporte autant de satisfaction que votre met préféré dont vous commencez à percevoir le fumet... Vous entendez votre mélodie favorite, en bref tout va pour le mieux dans le meilleur des mondes... L'œil gauche vous projette la méthode la plus simple pour atteindre ce résultat: vous vous voyez en train de faire vos exercices de discipline intérieure, les contracter-relâcher, les « lourd comme la pierre, léger comme la plume » et vous pouvez aussi observer comme cela vous fait du bien. Vous revoyez comment, pour venir à bout du stress, vous vous permettez des pauses de 90 secondes et faites quelques respirations profondes qui décuplent votre sensation de détente.

Troisièmement : À ce niveau les exercices décrits précédemment seront utilisés comme exercices de visualisation, ayant recours à votre imaginaire. Essayez de vous observer sous divers angles. Par exemple lorsque vous vous entraînerez à faire les exercices de psychomotricité croisée grâce au troisième œil et à l'imagination, essayez de repérer comment votre genou gauche et votre bras droit vont pénétrer dans votre champ de vision. Vous pouvez également décider de vous observer complètement de l'extérieur comme un spectateur. Allez-y, l'essayer c'est l'adopter !

Ah ! n'oubliez pas que le corps a ses limites, mais que l'esprit en revanche n'en connaît aucune. Ainsi, si vous rencontrez des difficultés dans l'exécution d'un exercice, par exemple si vous perdez l'équilibre, vous pouvez rectifier la situation en visualisant la posture en question effectuée parfaitement. Avec le temps et l'habitude, vous pourrez constater que cela a un effet positif sur le corps et l'équilibre.

Pour terminer frottez-vous bien les yeux pendant quelques instants et expirez longuement. Etes-vous endormi ou éveillé ou les deux à la fois ??

> *« Les gens n'ont plus le temps,*
> *d'apprendre quoi que ce soit.*
> *Ils achètent tout fait*
> *dans les boutiques »*
> disait le Renard au Petit Prince.
> SaintExupéry

CHAPITRE TROISIÈME

Exercices demandant plus de 90 secondes

Dans les exercices qui suivent vous devrez être le plus détendu possible sans avoir recours à la volonté, ni chercher à visualiser à tout prix. Considérez ces méditations comme une activité ludique. Laissez-vous prendre au jeu et abandonnez tout projet.

Vous pouvez écouter de la musique de relaxation comme fond sonore. Si vous êtes seul, enregistrez le texte sur une cassette; en compagnie, demandez à quelqu'un de vous lire le texte lentement et clairement. Faites une petite pause après chaque section.

Fermez les yeux et détendez-vous, respirez normalement, calmement.

Les exercices qui suivent s'adressent à vous de manière très personnelle, vous seul êtes habilité à les lire ou à la rigueur un de vos intimes, c'est pourquoi j'ai employé le tutoiement dont vous avez l'habitude dans l'intimité.

Au travail !

Détente, ancrage et méditation dirigée
Quel but souhaites-tu atteindre ?

Fixe-toi un but clair et précis et garde-le à l'esprit. Il peut concerner ta vie privée, ton travail, le sport et même les connaissances intellectuelles.

Imagine-toi la scène en trois dimensions et pénètres-y. Regarde autour de toi, sens, écoute. Goûtes-tu ou ressens-tu quelque chose de particulier ? Rehausse le tableau avec de la couleur, éclaircis-le ou assombris-le selon ton bon vouloir. Si le cœur t'en dit, tu peux l'encadrer ou au contraire le projeter sur un écran géant imaginaire. Respire normalement et détends-toi de plus en plus.

Il t'est de plus en plus facile de visualiser clairement ton but et de soutenir tes efforts par des pensées positives.

Comment te sens-tu ?

Te sens-tu submergé de bonheur et de plus en plus calme au fur et à mesure que ton rêve se réalise ?

As-tu confiance, es-tu plein d'espoir ?

Imagine que ton rêve est déjà devenu réalité. Inspire et expire calmement. Continue à visualiser ton rêve. Lorsque tu te sentiras bien et profondément détendu, remue doucement l'extrémité du pouce, de l'index et du majeur de la main gauche. Ton image de rêve, la détente profonde que tu as atteinte et la pression des extrémités des doigts permettent à la forme que tu as voulu donner à tes rêves de s'ancrer profondément dans le subconscient.

Si tu le souhaites, tu peux également imaginer à quel moment tu désires que tes rêves prennent forme. Demande-toi si ton idée est réaliste. Pourquoi cherches-tu à l'atteindre ? Cela se fera-t-il aux dépens de quelqu'un d'autre ?

Prépare des étapes concrètes, intermédiaires, permettant la réalisation de ton projet. Rends grâce pour les forces que tu recèles dans ton subconscient et aie confiance afin que tout se passe comme tu l'as imaginé.

Méditation pour une détente rapide

Allongé confortablement sur le dos, rien n'est plus important pour toi à ce moment que te détendre. Le travail, les relations, l'argent... n'existent plus pendant ces quelques instants de détente. Tout à l'heure, lorsque tu auras terminé cette méditation, tu pourras tranquillement t'en occuper.

Détache-toi progressivement du monde extérieur et concentre-toi, rassemble tes esprits en ton centre de gravité. Dirige toute ton attention sur un point précis juste en dessous du nombril.

Observe ton souffle qui s'écoule de lui-même, sans que tu aies à intervenir de quelque manière que ce soit.

Prends le temps d'observer ce que tu ressens. Tu n'as rien d'autre à faire, et tu as tout ton temps devant toi.

Imprègne-toi de ta propre respiration.

Il me semble qu'à présent tu peux t'en remettre à ton guide intérieur qui est certainement celui qui s'occupe le mieux de toi, et suivre son souffle qui est aussi le tien.

Observe désormais tout ce qui se passe en toi et autour de toi. On ne peut jamais éviter complètement les influences extérieures. Accepte-les, accepte ce qui vient vers toi et sois conscient. Tu n'es à présent qu'un simple spectateur. N'oublie pas que tu ne fais que renforcer et attirer vers toi, dans ton monde intérieur, tout ce dont tu te défends. Ainsi ces éléments s'y développent et y agissent. C'est pourquoi tu as tout intérêt à laisser le plus de choses possibles aller. Regarde ce qui ce passe et laisse courir...

C'est ainsi que tu te rapprocheras le plus sûrement possible du grand calme dans ton monde intérieur, sans limites autres que celles que tu lui auras données.

Méditation sur la lumière

Couché sur le dos, détendu, sur un support ferme mais confortable. Si tu le souhaites, pose tes mains sur ton ventre. Expire profondément et imagine que sur l'inspiration tu emplis ton corps de lumière dorée. Tu inspires de l'énergie lumineuse dorée. Elle parcourt ton corps de part en part, s'écoule dans ta tête, tes épaules, descend vers le ventre, dans les jambes et jusqu'au bout des pieds. Tu te sens bien, léger. Ensuite, expire cette énergie dans l'ordre inverse. Inspire et attire dans ton corps le flux d'énergie lumineuse, qui baigne tes organes et dissout toutes les crampes et blocages possibles et imaginables. Sur l'expiration tu renvoies l'énergie lumineuse chargée vers l'extérieur. Sens comme tout s'écoule avec le souffle d'air qui se perd au dehors, et comme ton corps se détend. Tu nages dans une mer d'énergie et tu laisse monter les images qui viennent à toi. Un faisceau de lumière quitte ton œil droit pour pénétrer dans le gauche. Le flux lumineux baigne ton hémisphère cérébral gauche puis pénètre dans le droit et ressort par l'œil droit. De là il décrit un arc de cercle et rentre à nouveau dans l'œil gauche, dans l'hémisphère cérébral gauche, puis vers le droit, et ainsi de suite. Laisse l'énergie circuler. Le faisceau lumineux se renforce et s'enfonce au centre du cerveau. De là il s'élargit et cette énergie lumineuse revigorante arrose toute ta tête comme une pluie d'été bienfaisante.

Maintenant, porte toute ton attention sur le troisième œil qui se trouve à la racine du nez entre les deux yeux. Tu va sentir un faisceau puissant d'énergie multicolore se concentrer à cet endroit. Il pulse en fonction de ton souffle et fusionne avec ta propre énergie pour devenir un tourbillon, une spirale qui traverse la tête, descend le long de la colonne vertébrale, passe par tous les centres énergétiques du corps jusque dans la région du périnée entre l'anus et les organes génitaux. Concentre toute ton attention sur ce point pour y rassembler l'énergie. Tu peux aussi la laisser s'écouler vers l'extérieur, ou monter et descendre le long de la colonne vertébrale pour la dynamiser en fonction des inspirations-expirations.

Inspire la Lumière par le nez et laisse la s'écouler dans tout le corps. Tu es Lumière, tu rayonnes, tu pulses, tu regorges de force. Respire normalement. Tu es protégé par cette douche énergétique, arrosé, tu es même sous un Niagara énergétique... Maintenant étire-toi, secoue-toi doucement. Tu te sens revigoré, léger et tu as confiance en toi. Etire-toi, redresse-toi comme unifié, tu regorges d'énergie. Respire doucement, presque tendrement. Ouvre lentement les yeux, secoue-toi gentiment, baille et frotte-toi les yeux. Lève-toi lentement et sois toi-même, vis l'instant tout simplement. Bienvenue au présent !

♋

« Ce qui se fait de bonne foi, se fait facilement »
Proverbe hindou

CHAPITRE QUATRIÈME

90 secondes à partager avec les autres

Dans ce chapitre, je vous propose des jeux gais, imaginatifs et renforçant la confiance en soi, pour vous apprendre à mieux communiquer avec votre partenaire ou un groupe. Chaque jeu ne dure que 90 secondes environ, mais si vous débordez un peu cela n'a pas beaucoup d'importance .

Le robot
Pour jouer au robot, les participants s'éparpilleront dans la pièce. L'un d'entre eux commencera à imiter un robot. Cette personne frappera régulièrement le sol du pied, actionnera son bras d'avant en arrière comme un robot, ou encore se mettra en branle comme une vieille locomotive émettant des jets de vapeur. Les autres s'accrocheront les

uns après les autres à la loco, agrippant chacun « un morceau » de cette incroyable machine, jusqu'à ce qu'ils finissent par former un champ d'énergie cohérent pulsant en rythme. Au bout de quelques instants, vous aurez relâché tellement de pression et de vapeur que la « machine » pourra s'éteindre et laisser la place à quelque minutes harmonieuses de calme et de silence.

Dos à dos

Deux personnes de taille à peu près similaire se mettent dos à dos et s'agenouillent si possible simultanément jusqu'à ce que leur postérieur effleure le sol. Les partenaires se relèveront progressivement uniquement grâce à la pression exercée sur le dos, sans s'aider des bras ni des mains. Recommencez l'exercice plusieurs fois, sans pour autant forcer.

Le trèfle
à quatre feuilles

Les quatre compères se mettent dos à dos comme dans un trèfle à quatre feuilles, ils s'accroupissent simultanément jusqu'au sol puis se relèvent. Ne vous aidez ni vos bras ni de vos mains.

Coiffeur d'aura

Une des deux personnes se tient debout, détendue, les yeux fermés, l'autre recule un peu et peigne l'aura de la première de haut en bas. Ainsi le champ électromagnétique entourant le corps de cette personne sera nettoyé doucement de haut en bas avec de l'énergie lumineuse. Puis faites comme si vous vouliez lui sécher les cheveux avec précaution et les peigner consciencieusement, ou tout ce qui pourrait encore lui faire du bien. Ensuite inversez les rôles.

Aie confiance!

Les compères vont bras dessus bras dessous, l'un a les yeux fermés, l'autre le guide.

Variante. La personne ayant les yeux clos est devant, l'autre lui indique quelle direction prendre en touchant l'épaule gauche pour aller à gauche, la droite pour se diriger à droite. Ils traversent ainsi la pièce de part en part sans être à côté l'un de l'autre, ni se toucher latéralement.

Et si l'on tranchait le nœud gordien...

Tous les participants se regroupent le plus près possible les uns des autres et ferment les yeux. Ils tendent ensuite les mains devant eux et saisissent les premières mains qu'ils rencontrent, puis ouvrent les yeux. Tous ensemble efforcez-vous de dénouer cet imbroglio sans rompre la chaîne, ni lâcher les mains que vous serrez. Il vous faudra peut-être vous contorsionner, enjamber des mains ou Dieu sait quoi, jusqu'à ce que le nœud soit défait et que vous formiez une chaîne humaine ininterrompue, reliée par de solides poignées de main.

Au marché

Exemple 1 : Imaginez que vous vous trouvez sur une place de marché grouillante d'agitation. Vous flânez tranquillement, regardez les étalages en toute quiétude ou vous congratulez amicalement.

Exemple 2 : Vous êtes sur la place du marché peu de temps avant la fermeture des boutiques. Tout le monde cours dans tous les sens dans une grande agitation, sans toutefois toucher les autres. Au signal chacun se déplace au ralenti, sans que l'on puisse entendre le moindre bruit.

Variantes : Il fait froid ou très chaud, la tempête se lève ou il se met à pleuvoir.

Comédiante
– Tragédiante

Colère, stress et frustration sont des sentiments aussi influençables que la joie et le bonheur. Il ne sert donc pas à grand chose de s'accrocher longuement à la colère. Courez de long en large pendant 90 secondes et injuriez-vous copieusement, laissez votre colère sortir complètement, sans retenue, et dites aux autres franchement ce que vous pensez. Au signal stoppez tout et arborez un large sourire que vous conserverez 90 secondes. Regardez bien vos comparses dans les yeux.

Outsider

Un des participants quitte la pièce. Les autres s'assoient très près les uns des autres autour d'une table ou se tiennent debout et se serrent les coudes avec pour mission de ne pas laisser l'outsider réintégrer le groupe. L'outsider rentre dans la pièce avec pour but de le réintégrer. Au bout de deux minutes cessez le jeu et échangez vos impressions sur les sentiments ayant fait surface. Ensuite envoyez un autre volontaire faire un tour et recommencez.

La bâche de sauvetage

Vous pouvez enchaîner cet exercice immédiatement après le précédent pour ressouder tous les membres du groupe. Formez deux rangs face à face. Tendez les bras devant vous, paumes tournées vers le sol. Regardez votre vis-à-vis droit dans les yeux. Cet exercice requiert une grande confiance entre les membres du groupe car les mains et les bras ne se touchent pas. Lorsque vous sentez que la confiance qui s'est créée est assez solide, l'outsider se jette du haut d'une chaise ou d'une table dans les bras ainsi tendus devant lui qui lui servent de bâche de sauvetage. Le groupe pourra-t-il le sauver ? La confiance vous fera franchir des montagnes... Si cet exercice est trop difficile ou fait apparaître des angoisses excessives, je vous conseille de commencer par le faire en joignant les mains pour que la « bâche » soit au commencement plus solide.

Le reflet

Par groupe de deux, les partenaires se font face. L'un des deux sera le reflet de l'autre et fera exactement les mêmes mouvements que lui. Au bout de 90 secondes inversez les rôles. L'échange qui s'instaure de manière non verbale va donner naissance à des mouvements et à une sorte de communication toute nouvelle.

La météo

C'est un jeu qui s'adresse à deux personnes se connaissant bien, ou cherchant à mieux se connaître. Une des deux s'allonge sur le ventre, l'autre s'agenouille à côté.

La personne active parle de la pluie et du beau temps et martèle simultanément son histoire de gestes et de mouvements.

Exemples:

« Il fait beau, le soleil brille et me réchauffe le dos ». La main du narrateur caresse doucement le dos et la tête de l'autre personne.

« Un léger vent se lève ». De la main bien à plat passer un peu plus vite sur la tête et le dos du partenaire.

« Le vent se renforce et amène de gros nuages annonçant l'orage. »

Continuer le même mouvement de plus en plus fort.

« Il y a du tonnerre... » Tapoter doucement sur la tête et le dos.

« Et aussi des éclairs... » Faire de petites caresses très rapides dans tous les sens.

« Il commence à pleuvoir... » Tapoter du bout des doigts sur le dos.

« Le vent emporte les nuages un peu plus loin... » Caresser avec le plat de la main.

« Il ne pleut plus que quelques gouttes... » Tapoter d'un seul doigt sur le dos.

« Le vent se calme... » Caresser légèrement.

« Le soleil revient et nous réchauffe. » Les mains se posent sur la tête et sur le dos.

Restez ainsi quelques instants bien détendu puis inversez les rôles.

Debout petit homme!

Tous les participants forment un cercle serré. Un d'entre eux se met au milieu et se laisse tout bonnement tomber en avant ou en arrière. Les autres le rattrapent et l'aident à se relever et ainsi de suite pendant 90 secondes, après quoi un autre volontaire prendra sa place.

Voyage Lumineux

Communication venant du cœur et faisant appel à la compréhension:

Les exercices qui suivent sont en partie tirés du jeu que j'ai mis au point «Voyage Lumineux»[1]. Chaque exercice peut durer une ou plusieurs minutes, être fait seul, à deux ou en groupe.

1. Les exercices sont numérotés de 1 à 21.

2. Les deux premiers sont des exercices permettant de faire connaissance.

[1] *Reise ins Licht*, CBD-Verlag/Amigo-Spiele, Rödermark, Allemagne.

3. Les participants sont assis en cercle et le plus jeune commence. Les dés sont lancés trois fois et la somme des trois jets effectuée, par exemple $5+3+4=12$. Il réalisera ou fera faire au groupe l'exercice n° 12, personne n'est obligé de participer.

4. Lorsque l'exercice N° 12 a déjà été fait, on additionne les deux chiffres composant le nombre, dans notre exemple $1+2=3$, si l'exercice N° 3 est également déjà sorti, le joueur passe systématiquement les dés à celui qui est assis à sa gauche.

5. La partie continue aussi longtemps que le joueurs s'amusent ou jusqu'à ce que tous les exercices soient sortis au moins une fois.

6. N'hésitez pas à modifier les règles ou à en créer de nouvelles.

Remarque : Au troisième jet il faut faire au minimum un six pour pouvoir effectuer aussi les exercices les plus difficiles. Lorsqu'on obtient un six on relance et on additionne les points. Si le total est supérieur à 21, le score est annulé et ce tour ne compte pas.

Et voici les vingt et un exercices :

1. La douche énergétique. Votre partenaire se place derrière vous et vous touche très légèrement de ses deux mains, du sommet de la tête jusqu'aux pieds en passant par le dos et l'arrière des jambes. Ensuite il secoue ses mains, et recommence, du sommet de la tête sur les côtés en passant par les épaule, les bras, et les jambes, jusqu'au sol. Eprouvez comme cela modifie votre énergie, la régénère et comme vous vous sentez léger après cela.

2. Sans poids ni loi. Imaginez que la gravité n'existe pas et déplacez-vous comme si vous n'étiez pas soumis à sa force, pendant une minute. Tout le monde peut participer.

3. Le chat. Imaginez que vous êtes un chat, mettez-vous à quatre pattes et sans décoller les mains du sol étirez-vous comme lui.

4. La course des souffles. Prenez votre partenaire par la main et formez un cercle. Respirez bruyamment à des rythmes différents. Les participant devront progressivement calquer leur respiration sur la vôtre. Ensuite restez calmes quelques instant et sentez comme vos énergies se conjuguent et circulent.

5. Le petit théâtre. En vous sommeille un mime qui s'ignore. Imaginez une situation de la vie quotidienne ou inventez une petite histoire, ne parlez pas. Vos comparses ont-ils compris ce que vous leur racontez?

6. Secouez-vous, secouez-vous! Secouez votre corps pendant une minute aussi fort que possible. Ensuite restez ainsi debout les deux pieds sur terre. Vos pieds sont à environ vingt centimètres l'un de l'autre. Sentez comme les énergies se sont mises en mouvement dans votre corps.

7. Le nez. Fermsez les yeux. Quelqu'un va vous mettre un parfum ou un produit ayant une odeur caractéristique quelques instants sous le nez. Ensuite il le cachera dans un périmètre de 50 centimètres et vous devrez le retrouver en vous fiant uniquement à votre odorat.

8. La lune et les étoiles. Imaginez que vous pouvez grandir sans limite. Levez la main au-dessus de votre tête et montez sur la pointe des pieds et pendant 30 secondes essayez donc d'attraper les étoiles.

9. Pan dans le mille ! Prenez une feuille de papier et faites-en une boule que vous lancerez dans la corbeille à papier qui se trouve au minimum à quatre mètres de vous. Vous avez droit à deux essais. Tout le monde peut jouer, petits et grands.

10. Le cyclone. Un cyclone intergalactique vient de pénétrer dans la pièce. Installez-vous et laissez-vous littéralement emporter par le tourbillon. Permettez à tous les aspects négatifs de votre personnalité de sortir lors de l'expiration, avec ou sans bruit. Tout le monde peut participer.

11. Quelle force! Imaginez que vous disposez de forces surhumaines et que vous pouvez porter le monde sur vos épaules. Allez jusqu'au mur, arrêtez-vous à environ cinquante centimètres et essayez, par deux fois (seulement) et en déployant toute votre force, de repousser le mur. Pendant ce temps vos compères vous encouragent.

12. Où est le monde, au-dedans ou au-dehors ? Tous les participants sont assis en silence et écoutent les oiseaux ou les bruits dans la pièce. Observez les signaux que votre corps vous envoie. Par exemple percevez-vous des tensions ici ou là? Vous sentez-vous heureux? Cette écoute des mondes intérieur et extérieur doit durer environ deux minutes. Ensuite chacun doit en une phrase exprimer spontanément ses impressions.

13. Les meilleurs moments. Racontez un épisode de votre vie qui vous a paru particulièrement beau. Vous pouvez également le mimer. Si vous ne vous souvenez de rien, n'hésitez pas à faire appel à votre imagination. Qui peut affirmer que les rêves ne sont pas un reflet de la réalité?

14. Calme et détendu. Comment respirez-vous ? Concentrez-vous sur votre rythme respiratoire jusqu'à ce que ce soit à votre tour de jouer. Pendant ce temps pensez: «Je respire calmement, je suis détendu».

15. Stop! Tous les participants dansent dans la pièce. Dès que vous direz « stop » chacun s'arrêtera exactement là où il en est, comme figé sur place. Lancez les dès le plus vite possible, lorsque vous aurez tiré trois fois un six les autres pourront recommencer à bouger...

16. La grande pyramide. Voilà un exercice pour tous. Tout le monde chante à haute voix le son « Ohhh ». Imaginez qu'instantanément la lumière s'allume dans votre tête puis irradie dans votre cœur et envahit votre ventre. Ensuite faites quatre fois le son « Ahhh », et dans votre imaginaire sur chaque son construisez un des côté de la pyramide autour de vous jusqu'à ce que vous soyez devenu le centre de celle-ci. Servez-vous de votre imagination pour l'inonder de lumière jusqu'à ce qu'elle en soit totalement remplie.

17. Visions. Racontez votre rêve de la nuit précédente. Si vous ne vous souvenez de rien, racontez un rêve idéal que vous aimeriez faire, et mettez-le en scène devant les autres.

18. Un visage peut en cacher un autre. Choisissez-vous un partenaire et regardez-le bien dans les yeux pendant au moins une minute, sans cligner des yeux. Vous constaterez que progressivement la précision de ses contours disparaît. Si vous prolongez l'exercice, vous verrez apparaître plusieurs visages différents se cachant les uns derrière les autres. Chacun d'entre eux a sa propre signification. Tous les participants font l'exercice en même temps.

19. Les larmes de crocodile. Essayez de pleurer pendant une à deux minutes. Il n'est pas nécessaire que de grosses larmes coulent sur vos joues. Essayez simplement de vous mettre dans cet état d'esprit particulier, soupirez, hoquetez, reniflez comme si vous aviez un chagrin inconsolable et que vous pleuriez.

20. L'homme, quelle bête! Transformez-vous en animal sauvage et dangereux, par exemple en panthère. N'ayez pas de scrupules et soyez violent, sans retenue, mais n'allez tout de même pas blesser votre voisin! Que tous ceux qui ne veulent pas manquer une telle occasion ne se gênent pas et laissent s'exprimer l'animal qui est en eux.

21. Oh les mains! Fermez les yeux et tendez les bras vers l'avant. Tous les participants posent l'un après l'autre les mains sur celles du précédent et les laissent ainsi quelques instants. Essayez donc de découvrir à qui appartient telle ou telle main!

♋

> *« Un voyage de mille lieues commence par un simple pas. »*
> Proverbe chinois

CHAPITRE CINQUIÈME

Et maintenant ?

Maintenant que vous, votre famille et peut-être vos amis, avez fait connaissance avec « la pause expresse », ses avantages et ses opportunités, je me permets de vous indiquer encore un exercice :

Une perle

Respirez calmement et détendez-vous. Ecartez les bras sur les côtés comme si vous vouliez embrasser le monde entier. Voyez comme vos exercices favoris viennent volontiers se loger au creux de vos bras grands ouverts. Essayez de serrez ces exercices de plus en plus fort contre vous jusqu'à ce que vous ayez les mains fermement l'une contre l'autre à hauteur du cœur. Servez-vous de vos mains, de la puissance de votre esprit, de votre volonté pour former une perle dans laquelle vous pourrez inclure tous les exercices que vous avez appris dans ce livre et qui vous ont fait du bien.

Je vous souhaite à vous,
à vos proches et à vos amis
bonne route
et bonne chance !

Bibliographie

En allemand

Herkert, Rolf: *Reise ins Licht – Ein Würfelbrettspiel*, CBD-Verlag, im Vertrieb vom Amigospiele, Rödermark, 2. Auflage 1992.

Herkert, Rolf: *Sanfte Fitness Für Körper-Geist-Seele*, Econ, Düsseldorf 1989.

Herkert, Rolf: *Mind Machines-Chancen und Risiken der Elektronischen Gehirnstimulation*, Goldmann, München 1990.

Herkert, Rolf: *Spurenwechsel – Mit «innerSki» Piste und Alltag neu erleben*, Integral Verlag, Wessobrunn 1991.

Holler, Johannes: *Power für die grauen Zellen*, Integral Verlag, Wessobrunn 1993.

Holler, Johannes: *Das neue Gehirn*, Verlag Bruno Martin, Südergellersen 1989.

En français

Belitz, Justin, *Succès : dites oui !*, Ed. Jouvence

Blanchard/Edington: *Manager: minute*,
Ed. d'Organisation.

Chia, Mantak, *Transformez votre stress en vitalité*, Ed. Jouvence

Chia, Mantak: *Stimulez votre énergie vitale*,
Ed. Jouvence

Dennisson/Dennisson, *Brain Gym,: le mouvement, clé de l'apprentissage,* Ed. Souffle d'Or.

Ferruci, Pietro: *Psychosynthèse*, Ed. Retz

Kelder, Perter, *Secrets des cinq Tibétains*, Ed. Vivez Soleil.

Muller, Marie-France: *Timide, moi? Plus jamais!*,
Ed. Jouvence

**Dans la même collection
aux Éditions Jouvence**

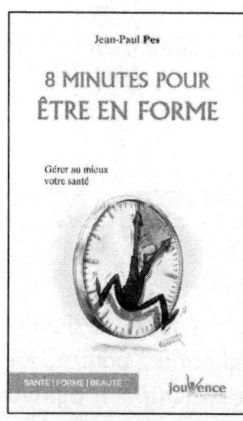

« *Je respire, je me motive, je m'étire, je m'assouplis, je me grandis, je me tonifie, je m'ouvre, je m'active.* » C'est avec ces 8 prises de conscience des possibilités du corps et de l'esprit et des exercices simples que l'auteur vous invite à débuter chaque jour. 8 minutes de gymnastique et de spiritualité qui vont vous aider toute la journée ! Être en forme, c'est dégager une belle énergie rayonnante en soi et autour de soi, une énergie perçue positivement par votre entourage. 8 minutes pour prendre en main et gérer au mieux votre vie et votre santé !

8 minutes pour être en forme, Jean-Paul Pes

Aujourd'hui, dans le domaine de la santé et du bien-être, une véritable prise de conscience a germé dans les esprits, las du lobbying pharmaceutique et des effets secondaires de la chimie. Chacun doit devenir l'acteur de sa santé, dans une approche moins agressive et plus en phase avec son terrain et ses besoins.

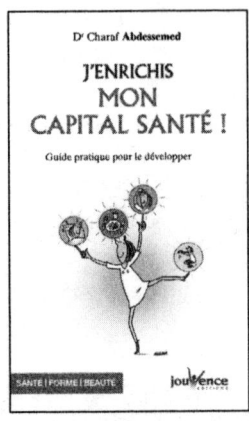

Ce livre propose des pistes et des outils très simples à mettre en place dans le quotidien pour mieux préserver, prendre soin et enrichir son capital-santé et ce, par des procédés entièrement naturels. Quatre déterminants jalonnent cet objectif : manger, bouger, dormir, penser.

« Les hommes supplient les dieux de leur donner la santé, mais ils oublient qu'elle dépend d'eux. »
Démocrite

J'enrichis mon capital santé,
Charaf Abdessemed